AS EXTRAORDINÁRIAS PROPRIEDADES CURATIVAS DA LINHAÇA

CAMILA ROWLANDS

AS EXTRAORDINÁRIAS PROPRIEDADES CURATIVAS DA LINHAÇA

ISIS

Capa e diagramação: Décio Lopes
Revisão de textos: Rosemarie Giudilli

Dados de Catalogação da Publicação

Rowlands, Camila

As Extraordinárias Propriedades Curativas da Linhaça / Camila Rowlands | 1ª edição | São Paulo, SP | Editora Isis, 2018.

ISBN: 978-85-8189-105-7

1. Saúde 2. Medicina natural I. Título.

EDITORA ISIS LTDA
www.editoraisis.com.br
contato@editoraisis.com.br

EDITORA AFILIADA

Sumário

Introdução

Sempre que indago acerca da história de algumas dessas plantas maravilhosas, não posso deixar de me perguntar a quem se lhe acendeu a luz para ensaiar tal ou qual uso, ou quem estabeleceria pela primeira vez a relação entre a planta linhaça, em questão, e suas propriedades.

É curioso como viajando pela botânica surgem questões que vão além do puramente prático, que inclusive beiram, às vezes, o filosófico. E mais curioso ainda quando tenho, em certas ocasiões, um projeto em mente e aparecem informações surpreendentes a respeito nos lugares mais insuspeitos.

Há muito tempo interessada na linhaça, lia tudo o que vinha às minhas mãos e documentava arduamente todo tipo de informação.

Em minhas pesquisas encontrei material interessantíssimo e desfrutei desses meus achados e da própria busca sem que, não obstante, acabasse tão cansada que, quando chegava ao fim da jornada de trabalho procurava desligar por completo e, então, dava um longo passeio, via um filme, tomava um vinho com amigos.

Foi numa dessas "desconexões" que me chegou, sem buscar, o empurrãozinho final para me lançar de cabeça no universo da linhaça, não apenas como autora, mas, sobretudo, como consumidora fiel.

Um irrequieto amigo, que viaja com a mochila existencial carregada de histórias apaixonantes, narrou para mim a sua experiência com o xamanismo.

Ele viveu vários anos no México e ali entrou em contato com esse mágico universo e com um xamã que afirmava que, através do seu corpo, atuava o espírito do último imperador asteca. O Irmão Guatemalteco que quando entrava em transe era ele quem na realidade ditava os tratamentos (dedicava-se à cura de gravíssimas enfermidades).

Era um dom herdado de sua mãe, Pachita, xamã, à qual foram dedicados vários livros sobre o tema. Esse amigo contou-me os fascinantes meses que passou naquela comunidade e todos os prodígios; não se pode chamar de outro modo o que ali presenciou. Ouvi seu relato sem pestanejar.

Imaginem vocês qual foi minha grande surpresa quando, na metade da narrativa, falou a palavra "linhaça".

A princípio, passei horas navegando pela Internet e "fisgando" nas bibliotecas o que conseguia de informações acerca dessa palavra "linhaça".

O resultado é que a protagonista desse livro, a diminuta semente da planta do linho, era considerada na referida comunidade o elemento indispensável nas curas – curas excepcionais, testemunhadas pelo meu amigo.

Eu mencionei que estava estudando exaustivamente a linhaça e suas propriedades, de modo que meu assombro foi duplo: também me parecia mágico que justamente naquela noite meu amigo decidisse me contar aquela história.

Com frequência, escuto essas conversas, mas confesso que não deixam de me surpreender.

Fiquei encantada, dessa vez, do aviso de que tivesse a ver com os xamãs porque admiro sua visão não comum do mundo, seu pensamento analógico versus o pensamento lógico da chamada "ciência", sua conexão com seu próprio ser, seu entorno, seu ecossistema. E subscrevo a definição ditada por John Matthews em sua obra *The Celtic shaman*.

Assim, contrário ao pensamento xamânico, o homem civilizado esqueceu seu instinto, afastou-se da lei natural e vive desnorteado e enfermo. A alienação o está levando à loucura e à dor.

De novo reafirmo no meu profundo convencimento que somente regressando à nossa essência, despojando-nos de todos os venenos que invadiram corpos e espíritos, é que recuperaremos a vida, a autêntica e maravilhosa vida.

E o universo vegetal, que tem seus tesouros que cabem numa minúscula semente, é um dos caminhos para a retomada dessa essência.

Um pouco de história

Há pouco, uma surpreendente descoberta arqueológica deixou claro que no Paleolítico Superior o homem utilizava habilmente a fibra de linho. Na gruta Dzudzuana, situada nas montanhas do Cáucaso, na atual Geórgia, acharam-se os que até agora são considerados os restos de fibra de linho mais antigos.

De acordo com um dos líderes da escavação, Ofer Bar-Yosef, professor de arqueologia pré-histórica da Universidade de Havard: "... o mais provável é que se usou para fazer tecido e fio com o que fabricaram depois peças de roupas, peças de couro, ou cordões para embalagens. Trata-se de uma invenção muito importante para os primeiros humanos."

Cordames resistentes, por exemplo, extraídos do linho, algo que agora pode parecer tão elementar, foram imprescindíveis para muitas das principais passagens do progresso na história do homem.

Provavelmente, foi um homem do paleolítico que ao contemplar um tronco arrastado pela correnteza sonhou em navegar, e posteriormente chegaram outros que começaram a idealizar a metamorfose do tronco em balsa ou em canoa.

Fascina-me esse desenvolvimento da navegação sem ajuda daquelas fibras resistentes oferecidas generosamente pela mãe-terra.

Impossível também deslocar e elevar os enormes blocos de pedra dos seus sagrados menires e dólmens.

Impossível unir pedra e rama sem eles.

Impossível armar-se.

A fabricação do papel, durante mais de sete séculos, dependeu dessa planta até o descobrimento da celulose vegetal. De modo que foi suporte imprescindível para a transmissão de conhecimentos e mitos. Quase poderíamos dizer que o linho foi um elemento humilde, mas fundamental na evolução do ser humano antigo e moderno.

Essa foi, possivelmente, a origem do cultivo. Chegou um dia em que o homem decidiu que deveria ajudar os deuses na criação de algo tão útil.

Ainda que as datas concretas variem de um autor para outro, tudo parece indicar que a cultura da linhaça começou por volta de 9.000 a. C. nos generosos vales da Mesopotâmia ao amparo do Tigre e do Eufrates, estendendo-se por todas as grandes civilizações da antiguidade.

Os egípcios e os babilônios vestiram-se com seus tecidos e inclusive o reclamaram como imposto. No antigo Egito, seu azeite era ingrediente vital nos unguentos utilizados nas técnicas de embalsamamento, e aquela não era sua única função no processo; além do mais, as múmias eram envolvidas em mortalhas de linho.

Do prático, o linho passou ao sagrado e carregou-se de significado religioso para essas sociedades que dependiam em grande medida dele. Era o presente anual dos deuses e inclusive Ísis, deusa da fertilidade, encarnou-se entre as mulheres para ensiná-las a fiar e a tecer; não em vão, o principal símbolo da deusa, o tyet, é um nó feito de linho. Uma das orações dedicadas ao faraó assim começava:

> *Veste trajes do linho, o mais delicado, dignas prendas para cobrir a pele de um deus.*

O tecido que nascia da rama dos seus fios era símbolo de status, e, logo o comércio levou-o com sucesso ao Oriente e à Europa. E com ele a carga mítica que havia sido ganha: na Grécia, acreditava-se que os homens, desde o nascimento, eram atados à vida por um fio de linho e em época não tão distante na Europa Central surgiram numerosas lendas sobre essa planta e seu cultivo – nos vales dos Alpes, por exemplo, a tradição exigia que somente acedessem a ele mãos femininas.

A dúvida estaria em relação a que momento o homem teria descoberto que, à parte da indiscutível utilidade do seu forte ramo, a formosa planta abrigava na minúscula semente múltiplas propriedades medicinais. Tudo aponta de novo para os vales babilônicos, onde se cultivava o linho com fins alimentícios, uma prática valorizada até aproximadamente 2.000 a. C.. E para se assegurarem de colheitas abundantes foi idealizado um sofisticado sistema de irrigação em torno dos seus grandes rios. Também há baixos-relevos e pinturas egípcias que indicam que o linho fazia parte do receituário de seus médicos.

Em relação à Grécia indicarei como referência dois grandes nomes: Hipócrates e o considerado pai da botânica, Teofrasto. O primeiro recomendava-o para doenças digestivas e o segundo descreveu num documento as virtudes da mucilagem de linhaça. E ao se tratar de grandes nomes, porque não se lembrar do mesmo Carlos Magno, (741-814), que chegou a proclamar uma lei para que seus súditos consumissem regularmente a linhaça e promovessem sua cultura.

Durante a Idade Média, Hildegard Von Bingen – a insólita e de múltiplas faces abadessa germânica, que além de se destacar como compositora e poeta, escreveu tratados de teologia, física, linguística e filosofia em forma de visões – dizia transcrever instruções diretas de Deus – em que mencionou algumas propriedades da linhaça em seus textos sobre botânica e medicina onde mostrava particular interesse nas propriedades curativas das plantas.

Curiosamente, e isso ocorre amiúde com as superplantas multiuso, há um inexplicável interlúdio de esquecimento na Idade Moderna. Esquecimento esse que coincide com os avanços científicos e farmacêuticos que têm deixado a botânica medicinal no armazém do anedótico, até que mentes esclarecidas e academicamente acreditadas decidem resgatá-las e maximizar seu potencial a partir do rigor do estudo científico. Em relação à linhaça, Johanna Budwig, sete vezes indicada ao prêmio Nobel, é sem dúvida a figura indiscutível.

Atualmente o linho, uma das plantas imprescindíveis da naturopatia e da alimentação consciente, cultiva-se praticamente em todo o mundo, principalmente nos Estados Unidos, Austrália, Europa do Leste e Canadá. Nesse último país se dá tanta importância a seu cultivo que se criou o Flax Council of Canadá (Conselho Canadense do Linho) um organismo oficial destinado a promover seu cultivo e consumo.

A Planta do Linho

O linho é numa planta herbácea anual tremendamente versátil. A variedade que se cultiva pertence à espécie *linum usitatissimum,* que em latim significa *o mais útil, o benfeitor* e apesar de que neste livro o que nos interessa principalmente é sua semente (linhaça), é interessante que lhes ofereça breve descrição botânica de toda a planta.

Seu frágil talo é reto e oco, ramificado na parte superior. Não costuma passar de 60 cm. Na média seria melhor aos 45. Suas raízes são em geral pequenas e pouco profundas. As folhas miúdas e recortadas.

As flores de aspecto delicado alcançam até três cm de diâmetro e se abrem em cinco pétalas, entre 12 a 21 mm, de forma oval, que podem ser brancas ou de tom azulado.

O fruto é uma cápsula global cujo interior divide-se em minúsculas cerdas contendo as brilhantes sementes ambarinas que protagonizam essa guia.

As sementes são planas em forma de óvulo pontiagudo num dos extremos. Sua cor varia desde o café escuro até o amarelo-claro.

Conforme alguns estudos, essa característica é importante em relação ao conteúdo de azeite presente na semente, havendo mais conteúdo de azeite nas sementes de cor amarela do que nas sementes de cor escura.

Uma planta de beleza simples, de cores suaves, modesta, nada exuberante.

Uma flor de aspecto vulnerável, mas cuja semente minúscula, poderosíssima e milagrosa, de acordo com muitos, está angariando credibilidade diante dos mais céticos em relação ao seu uso.

Composição da linhaça

É surpreendente o contraste entre o tamanho das sementes de linho e sua potência medicinal e nutritiva. Essas capsulazinhas de não mais do que 06 mm, caracterizam-se por sua seleta composição: vitaminas A, B1, B2, B9 (ácido fólico), C, D, E, uma boa parte de minerais (cobre, fósforo, magnésio, cálcio), antioxidantes, caroteno, lecitina, fosfolipídios.

As duas componentes estrelas são, sem dúvida, o ômega-3 e um dos fotoquímicos milagrosos denominados ligninos. Dedicaremos a cada um deles sua própria informação. A grande notícia que posso adiantar é que ambos os componentes estrela os possuem em grandes quantidades. De fato, a semente de linho contém cinco vezes mais ácido graxo alfa-linolênico (ômega-3) do que qualquer outro alimento vegetal.

Uma das características únicas do azeite na semente de linho é que contém uma substância muito similar às prostaglandinas. As prostaglandinas são compostos lipídicos que regulam a pressão sanguínea e funções das artérias e que são fundamentais para metabolizar otimamente o cálcio.

A composição da linhaça pode variar dependendo da genética, do meio-ambiente, do processamento das sementes e do método de análise utilizado, mas em qualquer caso seus três componentes principais são graxos, proteínas e fibras dietéticas.

Sua proteína é similar à da soja, que é de grande qualidade (considerada das melhores proteínas de tipo vegetal). Uma vantagem da proteína da linhaça é que não contém glúten, logo, é adequada para celíacos.

Quanto à fibra, a linhaça é rica em fibra solúvel e insolúvel. Uma colherada de sopa de semente inteira de linhaça aporta entre 0,6 e 1,2 gramas de fibra solúvel e entre 1,8 e 2,4 gramas de fibra insolúvel, enquanto que uma colherada de linhaça moída contém 0,4 a 0,9 gramas de fibra solúvel e entre 1,3 e 1,8 gramas de fibra insolúvel. Ambos os tipos de fibra são vitais, uma vez que cumprem funções distintas e a combinação que delas se dá nessa semente resulta equilibrada e muito efetiva.

A respeito da gordura há de se esclarecer que no caso da linhaça os 72% da referida gordura correspondem a ácidos graxos poli-insaturados (benéficos para o organismo) e que desses 72%, entre 45 e 65% são ácidos graxos ômega-3 e entre 12 e 20% são ômega-6. Ambos considerados ácidos essenciais, porque o corpo não pode produzi-los e por isso devem ser incorporados através da nutrição.

Costumamos pensar que todas as gorduras são más, mas isso não é totalmente certo, pois nosso corpo as necessita porque são uma das principais fontes de energia e inclusive algumas ajudam a manter a saúde cardiovascular. Contudo, devemos selecioná-las corretamente entre as gorduras que consumimos no dia a dia. Devemos ser conscientes da quantidade e dos tipos de gorduras que comemos.

As gorduras insaturadas são as que chamamos "gorduras boas", pois ajudam a cuidar do coração. São de dois tipos: poli-insaturadas e monoinsaturadas. As gorduras saturadas e as trans são as que chamamos de "gorduras más". O excesso de gorduras más na alimentação pode ser uma das principais causas de desequilíbrio nos níveis de colesterol.

Tabelas comparativas

Nutrientes presentes numa colherada de linhaça moída.

Nutriente	Linhaça moída uma colher = 8 g (aprox.)
Proteínas (g)	1.6
Gorduras (g)	3.3
Fibra dietética (g)	2.2
Cálcio (mg)	18.9
Magnésio (mg)	34.5
Fósforo (mg)	49.8
Potásio (mg)	66.5
Ácido fólico (mcg)	9.0

Comparativo de ácidos graxos saturados e insaturados nos azeites *(conteúdo de ácidos graxos normais a 100%)*:

	Gordura Saturada (%)	Gordura Monoinsaturada (%)	Gordura Poli-insaturada (%)
Óleo de linhaça	9-12	18-20	68-73
Óleo de canola	7	61	32
Óleo de girassol	11-12	16-21	68-72
Óleo de milho	13	29	58
Azeite de oliva	13-15	75-78	9-10
Óleo de soja	15-16	23-25	59-62
Óleo de amendoim	18-19	48	33-34
Óleo de palmeiras	51	39	10

Propriedades da Linhaça

Nos últimos anos foram publicados numerosos estudos em torno dos efeitos curativos da semente do linho. Tal nível de interesse não é gratuito uma vez que há mais evidências empíricas que demonstram que estamos ante um dos medicamentos naturais do milênio. Seu potencial é ilimitado na prevenção e/ou redução de risco em várias enfermidades, muitas delas graves.

Como vimos, a linhaça possui boa quantidade de vitaminas com todas as suas vantagens conhecidas. Por conter vitaminas C e E, excelentes antioxidantes, seu consumo é uma boa arma na luta contra os radicais livres e o envelhecimento.

De fato, atualmente, no Japão, numerosas investigações apontam a linhaça como uma das possíveis chaves da longevidade, não apenas pelo seu conteúdo em antioxidantes, mas pela mágica combinação de componentes.

Seu alto conteúdo em fibras também garante uma série de propriedades. Dois terços de sua fibra são insolúveis. Essa fibra varre os intestinos como se tratasse de uma escova e, ao deixar a passagem livre, reduz-se o tempo do trânsito intestinal. O que é muito importante porque a matéria fecal que permanece nos intestinos gera componentes nocivos e toxinas que podem causar enfermidades sérias e inclusive aumentar o risco de câncer de cólon.

Outro terço é fibra solúvel que ajuda a reduzir os níveis de colesterol ruim e a regular os níveis de glicose no sangue e a mucilagem, um tipo de fibra solúvel, que serve de protetor gástrico (excelente para aliviar os danos causados por antibióticos, pílulas anticonceptivas e quimioterapia) uma vez que ajuda a flora intestinal a se autorrestabelecer. Inclusive pode ser efetivo no tratamento das úlceras: cobre as áreas inflamadas e as protege do ataque dos ácidos.

Agora, para que o efeito seja positivo sem interagir com as propriedades do medicamento em uso, a ingestão de linhaça deve ser administrada com, no mínimo, uma hora antes ou depois da tomada do remédio.

Isso seria em nível básico e em linhas gerais como veremos adiante, mas antes de entrar nessa parte, vou enumerar os benefícios concretos que lhe aportará o consumo diário de linhaça.

Antiestresse

Começo com os meus favoritos. Notei-o quando comecei a consumi-la. Sofri de estresse e ansiedade crônica durante anos, a responsável é uma paródica e letal combinação de perfeccionismo e aguda tendência à procrastinação (além do mais, um enfoque existencial errôneo afastado do aqui e agora que me tomou alguns bons anos – assunto que ficará para outro livro). Se bem que é certo que quando mudei os hábitos, a minha vida também mudou e são muitas as plantas amigas às quais devo meu novo ser, o estado de calma, uma calma ativa e lúcida, que comecei a desfrutar em pouco tempo, após inseri-las na minha dieta e que marcaram o antes e o depois. Realmente, é altamente recomendável para pessoas que levam um ritmo acelerado de vida ou para quem trabalha sob pressão, própria ou alheia.

Prevenção de enfermidades cardiovasculares

Como mencionei na passagem dedicada à composição, a linhaça contém uma maravilhosa substância que se assemelha à prostaglandina, composto lipídico que regula a pressão arterial e é imprescindível para metabolizar o cálcio. Além de que previne a formação de coágulos sanguíneos, diminuindo assim o risco de ataques cardíacos.

Em 1976 um estudo, que ainda hoje é citado como referência obrigatória, atribuiu a escassa mortalidade dos esquimós por enfermidade cardíaca isquêmica a um elevado consumo de ácidos graxos ômega-3 em suas dietas.

Obviamente, no caso dos esquimós, tal ácido provém do consumo de pescado selvagem, mas, como mencionado em vários pontos, a linhaça não fica atrás no que se refere ao ômega-3. Dirá que, dado à proliferação de peixes (cuidado: que não lhe deem "gato por lebre", o salmão de cultivo não pode garantir o ômega-3, uma vez que o peixe não se alimenta de plâncton, somente o pescado selvagem o contém, mas nem todas as espécies). Portanto, hoje, a fonte mais acessível e segura é a linhaça de cultivo orgânico.

Um estudo mais recente (2004) realizado com oitenta mil mulheres entre trinta e quatro a cinquenta e nove anos (Frank, et al.) vem a confirmar tal hipótese selecionando melhor as conclusões.

Esse estudo conclui que a substituição de gordura saturada e gordura trans por gordura não hidrogenada mono ou poli-insaturada previne o desenvolvimento de enfermidade coronária em mulheres de modo muito mais efetivo do que a mera redução do consumo de gordura saturada.

Mantém à risca o colesterol

A revista *Journal of the American College of Nutrition* publicou em 1993 um estudo a respeito do colesterol. Apresento-o aqui como prova simples e clara.

Nesse estudo os pesquisadores selecionaram um grupo de pessoas com níveis altos de colesterol. Nos primeiros três meses os indivíduos tomaram um suplemento de vitamina "E" cada dia. Durante os três meses seguintes continuaram com a rotina de vitamina "E", mas acrescentaram 15 gramas (cerca de duas colheradas) de linhaça moída. Durante o primeiro trimestre (com vitamina "E" como único suplemento) as análises não mostraram mudanças significativas nos níveis de colesterol, mas no final do semestre o processo era bem distinto: uma média de cerca de 7% de diminuição no nível total e aproximadamente 10% de diminuição do colesterol ruim. Além do mais, os triglicérides também haviam baixado em média 12%.

Pele e cabelo saudáveis

Graças aos antioxidantes que possuem as demonstradas propriedades anti-inflamatórias, a linhaça é um excelente cosmético natural. E o ideal é que atua de dentro para fora, seguindo a pauta da nova cosmética que está se destacando no mercado, mas com custo muito inferior. Além do mais, seu consumo apresenta uma lista interminável de benefícios associados quanto à saúde geral, que nenhum dos produtos comercializados pela indústria da beleza pode igualar nem remotamente.

Por experiência própria, sei a mudança em curto prazo que pode experimentar a cútis do consumidor, assíduo e disciplinado, de linhaça – aspecto suave, hidratado. E em médio prazo, é inclusive um efetivo antirruga e contra flacidez (de fato, muitos cremes de marcas reconhecidas contêm linhaça).

E o benefício não é apenas estético, pois a linhaça é também de grande ajuda em doenças crônicas: dermatite, eczema e psoríase. No caso da psoríase vários estudos (entre eles, um particularmente exaustivo, realizado por pesquisadores do departamento de dermatologia da Universidade da Califórnia) mostram a alta eficácia da semente de linho.

O fato é que um dos principais causadores dessa doença é a leucotrina B4, um resultado químico produzido pelo próprio organismo a partir do ácido araquinódico, que é inflamatório e que se acumula nas lesões psoriásicas. Pois, bem se demonstrou que os ácidos poli-insaturados presentes na linhaça são potentes inibidores da leucotrina B4.

Efeito tonificante

Aumento da vitalidade e da energia. É um queima de gorduras naturais e favorece a conversão dos ditos graxos em energia. Pelo mesmo motivo, é excelente para manter o peso ideal.

A revista *Phitoterapy Research* publicou em 1995 os resultados de um estudo em que um pré-tratamento com um extrato rico em lignana ajudou a proteger contra desgaste e dano muscular produzido por exercício físico.

Efeitos afrodisíacos

O azeite de linhaça é um afrodisíaco natural. Uma das causas da impotência sexual nos homens e falta de resposta orgásmica nas mulheres, talvez a mais comum, é o bloqueio do fluxo do sangue na área da pélvis. Demonstrou-se que o azeite de linhaça pode ajudar a desbloquear as artérias.

Combate à retenção de líquidos

Os ácidos graxos essenciais favorecem a secreção renal de sódio e água, o que evita o acúmulo e o edema.

É um utilíssimo complemento alimentar nos regimes de emagrecimento, porque, além de aportar (entre eles gorduras indispensáveis), sem provocar aumento de peso, produz de modo natural e saudável efeito saciante.

A linhaça, ao entrar em contato com os líquidos do estômago e intestino, expande-se como uma esponja até cinco vezes seu tamanho. Por outro lado, os ácidos graxos essenciais presentes em seu azeite favorecem a que os alimentos permaneçam no estômago por mais tempo, retardando a sensação de fome que fica após a ingestão do alimento habitual, com nível baixo em gorduras, pela lógica, nas dietas.

Regula os níveis de açúcar no sangue

Excelente notícia para os diabéticos, para quem eu tenho outra surpresa ainda melhor: pode chegar inclusive a reduzir os requerimentos de insulina.

Os ácidos graxos ômega-3 contidos na linhaça em grandes quantidades flexibilizam a membrana celular, e uma membrana flexível favorece a absorção da glicose e da insulina ao potencializar o aumento dos receptores de insulina (quer dizer, ao reduzir a resistência à mesma). Além do mais, esses ácidos graxos poli-insaturados protegem as células pancreáticas contra o dano causado pelo aumento da produção de radicais livres durante a diabetes.

Diversos estudos avaliam essas afirmações, um deles é o denominado "Nurses Health Study" que teve notável difusão e que costumeiramente é mencionado como referência. Realizado nos Estados Unidos, trouxe com dados esclarecedores que o risco de desenvolver diabetes está inversamente associado ao consumo de gordura poli-insaturada. Tal estudo está disponível na Internet.

Desintoxica

Não somente por seu mencionado efeito laxante, mas porque, além do mais, a linhaça é extremamente alcalina e sua ingestão restabelece o equilíbrio ácido/alcalino do corpo. Por isso, é também extraordinária para prevenir a acidez e o refluxo.

É uma excelente amiga para a mulher madura. Está demonstrado que o consumo habitual de linhaça reduz consideravelmente os sintomas do climatério. Tanto na pré-menopausa, quando a mulher mantém ciclos menstruais regulares, mas começa a sofrer certas flutuações hormonais; na perimenopausa – fase de transição entre a pré-menopausa e a menopausa plena, caracterizada por ciclos irregulares e mudanças nos níveis de estrogênio, enquanto os sintomas da menopausa vão se tornando pouco a pouco mais evidentes; quanto na menopausa propriamente dita.

As possibilidades de padecer de osteoporose nessa fase são muito elevadas (enfermidade sistêmica caracterizada pela perda de massa óssea e a deteriorização da microarquitetura dos ossos, com aumento do risco de fraturas) considerando a redução da produção de estrógenos, por isso, a importância de se consumir fitoestrógenos.

Outro benefício trazido pelo consumo da linhaça deve-se à sua atividade antioxidante que diminui as sensações de sufoco em mulheres nas fases de transição entre pré e pós- menopausa, inclusive, em alguns casos, os faz desaparecer por completo. Os ácidos graxos essenciais e os seus fito-hormônios ajudam a controlar as mudanças de humor e aliviam os sintomas de depressão. Além do mais, o seu consumo contribui na absorção de cálcio ao mesmo tempo em que reduz a excreção do mesmo pelas vias urinárias; os ossos se fortalecem e há o estímulo da síntese do colágeno. Inclusive, há um estudo bastante antigo, de 1990, que aponta a eficácia da linhaça para resolver o problema da secura vaginal. Esse estudo foi realizado com um grupo de mulheres, pós-menopausa, com mais de cinquenta e nove anos e publicado no *British Medical Journal*.

Nessa pesquisa, a um grupo foi ministrado um suplemento de seis colheradas de soja em pó diárias, enquanto que ao outro foram ministradas duas colheradas de linhaça em pó. Após seis semanas, ambos os grupos mostraram um incremento similar na secreção vaginal. Ao final de seis semanas, ambos os grupos mostraram um incremento similar na secreção vaginal (observe-se a diferença nas doses), que voltou aos baixos níveis pós-menopáusicos ao ser suspenso o uso do suplemento.

Cientificamente, na mais estrita ortodoxia, não se pode considerar um estudo concludente, mas se funciona que seja bem-vindo.

Mas, não há de esperar a comprovação, seria recomendável que as mulheres jovens começassem a tomá-la, uma vez que reduz os sintomas da síndrome pré-menstrual e alivia as dores menstruais, além do mais evitarão assim que as três bruxas (a peri, a pré e a menopausa) lhes debilitem a doce maturidade.

É também um valiosíssimo aliado contra os problemas de próstata, incluindo o câncer.

Numerosas pesquisas apontam que vários dos seus compostos desempenham uma função chave no metabolismo dos andróginos e são capazes de unificar a testosterona, obstaculizando a progressão das células cancerígenas.

Na revista *Urology* publicou-se uma pesquisa realizada na Universidade de Duke que avançou com dados progressivos a respeito do mal. Tratava-se de um estudo realizado com vinte e cinco pacientes com câncer de próstata que seguiram uma dieta baixa em gorduras e complementada com linhaça. Os resultados comparados a outro grupo a que não se subministrou o complemento alimentar eram claros com aqueles pacientes com câncer inicial, nos que a redução de antígenos (substâncias que fazem com que o sistema imunitário produza anticorpos contra si mesmo) específicos da próstata foi evidente, mas não aos de fase avançada.

Efeito anti-inflamatório

É de grande ajuda em todas as doenças que se processam com inflamação: o sufixo *ite* significa inflamação (gastrite, tendinite, colite, artrite, nefrite, bursite, otite...).

E como o prometido é dívida, eu encerrarei o capítulo a respeito de propriedades, tratando em detalhes dos seus componentes-estrela e dos benefícios a eles associados. Refiro-me aos poderosos lignanos e ao abençoado ácido graxo ômega-3.

Os poderosos lignanos

Os lignanos da linhaça têm uma atividade antitumoral, antioxidante e levemente estrogênica. Eles são potencialmente a fonte mais abundante de fitoestrógenos na dieta humana e poderiam estar relacionados com uma baixa incidência de câncer de mama e de cólon.

Sua significativa capacidade de prevenir o câncer é reconhecida pelo Instituto Nacional do Câncer dos Estados Unidos. Adicionalmente às suas propriedades anticancerígenas, os lignanos têm propriedades antivirais e fungicidas. *Abermeyer W. et al (US Food and Drug Administration, center for Food Safety and Applied Nutrition, Dev. Contaminnants Chem., Natural Products Branch), Meeting of the Federation of Amerian Socueties for Experimental Biology on Experimental Biology March/April, 1993.*

A linhaça é a fonte dietética mais rica em lignanos de todas as analisadas até agora. Os lignanos são moléculas orgânicas presentes nas plantas e que seriam algo assim como hormônios vegetais.

As plantas sintetizam produtos químicos (os chamados fitoquímicos) que as protegem das agressões do meio-ambiente e orgânicas. Levando-se em conta que nós enfrentamos os mesmos perigos, é fácil deduzir que a ingestão de certos fitonutrientes resulta altamente benéfica. Não apenas nos nutrem, mas nos provêm de substâncias que poderiam ser consideradas farmacológicas, que, ou bem arremetem diretamente contra doenças concretas, ou bem favorecem a segregação de substâncias orgânicas endógenas que aperfeiçoam nosso sistema imunológico.

Os fitoquímicos cumprem, por sua vez, uma missão no organismo humano; sua carência está associada a numerosas enfermidades e transtornos.

A semente de linho é um verdadeiro arsenal de lignanos. Muitos alimentos vegetais os contêm, contudo, a linhaça resultou ser um super alimento nesse aspecto com uma comparação de 75 a 800 vezes à quantidade de lignanos presente em outros grãos e verduras. No quadro seguinte pode-se observar claramente que sua superioridade é avassaladora.

GRUPO ALIMENTÍCIO/ALIMENTO	LIGNANOS TOTAIS
Semente e nozes	
Semente de linhaça	3790
Semente de gergelim	80.0
Semente de girassol	2.1
Pistache	2.0
Castanhas	1.9
Cereais e grãos	
Pão de linhaça	72.4
Pão multigrãos	47.9
Pão de centeio	1.4
Leguminosas	
Purê de grão de bico (hummus)	9.8
Feijões de soja	2.7
Verduras	
Alho	5.8
Azeite de oliva	1.4
Abóbora	1.1
Frutas	
Damascos secos	4.0
Tâmaras	3.2
Passas	1.8

No caso dos lignanos estaríamos falando especificamente de fitoestrógenos, ou seja, estrógenos vegetais que emitam e possam regular a ação dos estrógenos humanos. As bactérias do cólon são as encarregadas de biotransformar esses lignanos vegetais em lignanos mamíferos, (enterolactona e enterodiol).

O curioso e apaixonante é que a ação dos fitoestrógenos é adaptativa e dual, ou seja, equilibra a atividade estrogênica do nosso organismo, ou aplacando-a, quando o excesso de estrogênio converte-se em fator ameaçador: assim uma resposta antiestrogênica (como por exemplo, inibição de certas enzimas) poderia ajudar a reduzir o risco de cânceres hormono-dependentes (mama, próstata, útero); ou também, imitando-a, quando a queda do nível de estrógenos provocar desagradáveis transtornos sintomáticos, como sucede na menopausa ou na fase pré-menstrual.

Numerosos estudos de populações em grande escala demonstram a relação indiscutível entre alguns tipos de câncer e a nutrição (a má nutrição). Aquelas comunidades em que tradicionalmente se consomem verduras, legumes, sementes, frutos secos, pescado selvagem, fresco e gorduras saudáveis (a dieta mediterrânea mais pura e a dieta oriental) apresentam incidência visivelmente menor de enfermidades coronárias, câncer, arteriosclerose, diabetes, do que aquelas comunidades que consomem gorduras saturadas, carne em abundância, alimentos em conserva, refinados ou pré-cozidos e escassez de fruta e verdura.

E não apenas os estudos populacionais, os estudos prospectivos de corte com humanos, ainda que, todavia, não muito numerosos, mostram consideráveis evidências que correlacionam altas concentrações de lignanos nos fluidos corporais com uma baixa incidência de tumores hormono-dependentes (em especial, câncer de mama), nos que além do mais tudo parece indicar que os lignanos são capazes de impedir o crescimento das células malignas.

A equação é evidente para alguns de nós

Não obstante, ainda que sempre se intuísse, é sabido o quanto é saudável o alimento vegetal cru (de cultivo orgânico); nunca antes se havia prestado tanta atenção à possibilidade de que a cura e a prevenção de enfermidades gravíssimas estariam ao nosso alcance no amável reino vegetal.

A medicina oficial resistiu, apesar de que em suas filas grandes nomes deram um passo à frente com assombrosos resultados em mãos. Falaremos da grande Johanna Budwig, tantas vezes candidata ao Nobel, e do psiquiatra Donald O. Rudin que contemplou as plantas milagrosas com um traço de paternalismo como quem olha o filho boêmio e dele não se espera muito, uma vez que não causa dano a ninguém.

Afortunadamente, são tantas as referências saindo à luz, que os fitoquímicos converteram-se nas estrelas do momento. De fato, os lignanos, desde que foram descobertos em 1956, despertaram a curiosidade científica (removidas algumas barreiras prejudiciais) e desde então são objeto de sérios estudos, empreendidos desde as mais prestigiosas instituições.

Os experimentos em animais têm apresentado resultados contundentes e eu poderia mencionar centenas e todos com expectativas surpreendentes. E o que mais chama atenção é a simplicidade dos experimentos e o incontestável êxito trazido por essa iniciativa.

Um estudo que se desenvolveu na Universidade de Toronto determinou que a combinação entre a linhaça e o tamoxifeno (um medicamento que se emprega como terapia complementar para o câncer de mama) surtia resultados mais efetivos quando da inibição do crescimento de células de câncer de mama humano injetadas em ratos do que o tamoxifeno por si só.

Aos ratos foram injetadas células tumorais dependentes de estrógeno e o seu crescimento foi monitorado semanalmente. Aqueles tratados com tamoxifeno a cuja dieta se acrescentou cerca de 10% de linhaça moída (equivalente a uma dieta humana com um conteúdo de aproximadamente duas ou três colheradas diárias de linhaça moída) apresentaram inibição do crescimento das células cancerígenas e a expansão das mesmas (metástase).

Se a tudo o que foi dito dos lignanos, acrescentamos seu poder antioxidante (quer dizer, sua capacidade para controlar e reduzir a atividade dos radicais livres em nosso organismo), a poção mágica está servida. Os radicais livres prejudicam os tecidos e foram associados à patologia de muitas enfermidades como a arteriosclerose, o câncer e o Alzheimer.

Na realidade, no interior de nosso organismo libera-se uma batalha contínua entre radicais livres e antioxidantes. Os radicais livres são moléculas que ao perderem um elétron o recuperam atacando as moléculas vizinhas para subtraí-lo (soa-lhes bem a história? É de pasmar como os microuniversos que nos habitam assemelham-se terrivelmente ao mundo em que vivemos). A molécula a qual o radical livre lhe rouba o elétron converte-se por sua vez num radical livre, e assim começa o nefasto conto que nunca se acaba, que poderia ser eterno se não fosse pela oportuna intervenção dos antioxidantes.

Em um estudo aplicado administrou-se a um grupo de ratos uma toxina para o fígado. O subgrupo que havia sido alimentado previamente por um determinado período com linhaça (entre 5 e 10% sobre sua dieta) resultou muito menos vulnerável ao estresse oxidante no tecido hepático do que o subgrupo ao qual não foi administrado o suplemento de linhaça.

A ação antioxidante dos lignanos é maior do que a da vitamina E. Previne mudanças celulares pré-cancerosas e retarda o crescimento e a propagação das células enfermas.

Não é muito ousado, pois, afirmar que o câncer não apenas pode ser prevenido, mas também revertido, chegando-se até sua cura por meio de algumas mudanças nos hábitos de vida, especialmente no que se refire à nutrição.

A doutora Johanna Budiwig mantinha seis regras simples consideradas chaves:

- Ingerir abundantes vegetais crus (preferivelmente orgânicos).
- Descartar o consumo de alimentos processados e aditivos químicos tóxicos.
- Expor-se diariamente ao sol durante alguns minutos.
- Realizar exercício físico diário (o idôneo em cada caso).
- A atitude mental positiva e serena (o estado psicoemocional é chave na aparição e na cura do câncer).
- Incluir o ômega-3 em nossa dieta. E esse é um tema que bem merece protagonizar-se em separado.

O Abençoado Ômega-3

É precisamente essa energia a que cura o câncer ou não permite nem sequer aparecer. Se esse elemento vital está presente, nenhum tumor pode desenvolver-se. É um fato decisivo no sistema imune. Hoje se fala muito de produtos que elevam nossas defesas, mas não há nenhum fator mais eficaz do que os ácidos graxos essenciais.

Doutora Johanna Budwig

Para correto desenvolvimento e funcionamento adequado, nosso organismo requer uma série de nutrientes, dentre os que podemos destacar há cinco grupos especialmente relevantes: as vitaminas, os minerais, os aminoácidos (proteínas), os hidratos de carbono e os lipídios, ainda que haja muitos mais na lista de *indispensáveis.*

As gorduras pertencem ao grupo dos lipídios e seus principais componentes são os chamados ácidos graxos, que podem ser de três tipos: saturados, monoinsaturados e poli-insaturados. Os primeiros são geralmente de origem animal, enquanto que as gorduras vegetais são ricas nos segundos e nos terceiros. A função dessas moléculas de gordura não se limita ao mero aporte energético senão que também, e aí reside sua importância, pois são imprescindíveis para regular o metabolismo.

Dentre o grupo dos poli-insaturados estão os dois ácidos graxos que nos interessam no que diz respeito à composição da linhaça: o ácido graxo ômega-3 e o ácido graxo ômega-6.

Tanto um quanto outro provêm sempre do reino vegetal e se são encontrados nos tecidos animais é porque estes consumiram vegetais que os contêm. Os peixes e os mariscos os obtêm do plâncton marinho, por exemplo. Pois bem, de todas as sementes oleaginosas, a linhaça contém a porcentagem mais alta de ácidos ômega-3 e ômega-6 (ácidos essenciais).

Os ácidos graxos essenciais são vitais para o bom funcionamento dos nossos órgãos, e uma vez que o corpo não os produz, é necessário obtê-los através dos alimentos. Esses ácidos seriam os tijolos que conformam as três principais membranas (paredes) celulares do nosso organismo: a exterior, a nuclear e a dupla membrana mitocondrial. Seriam, pois, componentes estruturais importantíssimos, necessários para manter flexível a parede celular. Utilizando um similar de andar por casa, se poderia dizer que cumprem a função de um porteiro de uma balada que permite a entrada de nutrientes essenciais e convida a sair da célula os elementos indesejáveis. Graças a eles, nossas células exercem o direito de admissão.

A linhaça é particularmente rica em ácido alfa--linolênico (AAL), o ácido graxo essencial ômega-3. Uma colherada de linhaça moída proporciona 1.8g. de AAL, o que é mais do que suficiente para cumprir com a dose diária recomendada para este nutriente. O importante é manter a proporção dietética adequada entre ácidos ômega-3 e ácidos ômega-6. A recomendação atual é numa proporção ômega-3/ômega-6 de 5x10/1.

Numerosos estudos com animais sugerem que o excesso de ingestão de ômega-6 predispõe ao desenvolvimento de algum tipo de tumor, enquanto que os ácidos graxos da família dos ômega-3 têm o efeito contrário: inibem o desenvolvimento tumoral especialmente nas etapas iniciais da enfermidade.

Nos humanos, a pesquisa é mais complicada, mas ainda assim existem estudos caso-controle e testemunhos concretos que sugerem que o consumo de vegetais ricos em ômega-3 (especialmente a linhaça) diminui o risco de certos tipos de câncer, sobretudo, os relacionados com o trato digestivo, com a próstata e com as mamas.

As concentrações altas desse tipo de ácidos graxos no sangue estão diretamente ligadas à menor incidência de câncer.

Lamentavelmente, a dieta do mundo ocidental industrializado acumula fatores de risco (alto nível de graxos ômega-6 e baixo de graxos ômega-3), uma situação realmente grave e que conta com pouca atenção das autoridades sanitárias oficiais.

Cada degrau da grande indústria alimentar atual, começando pela produção de base, adaptou-se (com olfato comercial) a um ritmo de vida frenético e a uma cegueira mecanizada em que a publicidade oferece-nos atrativamente autênticos arsenais de elementos tóxicos (corantes, conservantes, massas e açúcares refinados etc.). Substâncias nocivas que nosso organismo não pode metabolizar, quer dizer, das que não pode se desfazer e que acabam armazenadas em qualquer dos seus rincões.

Nós já explicamos como essas substâncias impermeabilizam perigosamente as membranas celulares – elas se acomodam dentro das próprias células, escolhendo sempre as mais vulneráveis: os materiais de dejeto e as toxinas costumam dirigir-se ao ponto mais fraco do organismo (aqui entrariam fatores genéticos e fatores ambientais) e ali alteram o comportamento das células que acabam se desnaturalizando e gerando um câncer.

A doutora Johanna Budwig foi pioneira no estudo exaustivo da elevada toxidade das chamadas gorduras "trans", as hidrogenadas e as saturadas, em contraposição às incríveis propriedades dos ácidos graxos poli-insaturados, sobretudo, no que se refere ao seu valor como ferramenta básica na luta contra o câncer. De fato, foi a primeira a classificar as gorduras de acordo com sua composição.

Nascida em 1908, faleceu em 2003, Johanna Budwig, doutora em física e química, sentiu-se logo atraída pela medicina, carreira que também cursou com êxito. Sua curiosidade, sua mente aberta e seu espírito compassivo conduziram-na para a naturopatia e foi essa disciplina que a levou a seus maiores descobrimentos.

Foi contemporânea de Otto Warburg, que recebeu o prêmio Nobel em 1931 entre outras coisas por descobrir que a falta de oxigênio em nível celular é um fator determinante no início de qualquer câncer. E ela, seguindo essa maravilhosa pista aportada por seu brilhante colega, chegou à conclusão de que os ácidos graxos poli-insaturados são imprescindíveis para a adequada oxigenação das células, uma vez que tais ácidos graxos têm carga elétrica negativa, necessária para poder absorver o oxigênio: os elétrons atraem o oxigênio.

A semente de linho tem uma extraordinária afinidade com o oxigênio; por isso é tão facilmente oxidativa. De fato, entre os componentes do ressecamento da pintura, costuma encontrar-se o azeite de linhaça, que por sua vez atrai oxigênio provocando a secagem rápida da parede.

A essa característica há de se acrescentar o que comentamos no início desse trabalho sobre os tijolos da membrana celular e da função determinante que eles cumprem.

A doutora Budwig demonstrou que as gorduras saturadas e os químicos tóxicos impermeabilizam a membrana celular, logo, impedem o adequado intercâmbio de nutrientes, assim também a expulsão de resíduos, além de dificultar entrada de oxigênio nas células, do mesmo modo a expulsão de resíduos. Sem ácidos graxos essenciais poli-insaturados não há suficiente oxigênio nas células e sem oxigênio a célula se canceriza, simplesmente assim.

Em definitivo, seu método consiste numa dieta direcionada a corrigir a estrutura da membrana para recuperar sua capacidade de intercâmbio do bom para dentro e do mal para fora, logrando assim a recuperação da célula enferma ou, pelo menos, a recuperação da sua inteligência biológica e da apoptose (suicídio celular) como mecanismo de autodestruição quando se encontra prejudicada e sem remédio.

A boa notícia é que os estudos da doutora Budwig lançam a certeza de que tal ação nociva pode ser neutralizada pelo consumo de ácidos graxos poli-insaturados.

Estudos esses que convém destacar, com resultados indiscutíveis e com a garantia de mais de mil curas comprovadas e clinicamente registradas. Ela mesma afirmou numa entrevista concedida a Lothar Hirneise, poucos anos antes de morrer, o prestigioso pesquisador de terapias anti-câncer não convencionais: "Recebi numerosas informações confirmando a validade do meu trabalho de parte de reconhecidos expertos que em Helsinque obtiveram uma porcentagem de êxito em mais de 90% usando meu método. Êxitos que se obtiveram, além do mais, em casos em que a medicina alopática havia fracassado."

Ômega-3 e saúde mental

Algumas das investigações mais extraordinárias dos últimos tempos apontam para uma relação direta entre o tipo de graxos que ingerimos e nossa saúde mental. Nada mais certo do que *somos o que comemos,* este dito popular tem um alcance muito mais profundo do que supomos: nosso comportamento e nossos estados emocionais podem estar à mercê de nossa alimentação.

O cérebro compõe-se principalmente de água (72%) e de lipídios (12%). Os lipídios são gorduras, mas não se trata dessa gordura que se nos acumula no abdômen, nos quadris e nos músculos. Não, não se trata da gordura estrutural de que falamos no ponto anterior que forma a membrana celular e rege seu funcionamento. De fato, os neurônios, em um estado ótimo de nutrição são extremamente ricos em ômega-3. Em verdade, eles contêm cinco vezes mais ômega-3 do que as células sanguíneas. Portanto, lógico, inferir que o aumento das desordens mentais e nervosas na sociedade ocidental industrializada, além de dever a fatores relacionados ao meio ambiente e aos sociológicos (o mal-estar na cultura, como diria Freud), está intrinsicamente relacionado com a carência de ômega-3 em nossa dieta. Nós somos química, química somos.

As primeiras evidências dessa relação surgiram em estudos epidemiológicos em que ficava claro que os índices mais baixos de depressão no mundo pareciam corresponder com os lugares de maior consumo de pescado fresco por pessoa. E a inversa, os enfermos de depressão apresentam no sangue níveis baixíssimos de um tipo de ácido graxo ômega-3, o ácido eicosapentaenoico (EPA).

A carência ou déficit de ômega-3 também explicaria a depressão pós-parto, uma vez que a natureza prioriza as necessidades do bebê em detrimento às das mães, de modo que se ela não seguiu previamente uma dieta rica em ômega-3 seu organismo se encarregará de utilizar os escassos nutrientes armazenados para nutrir o bebê durante a gravidez e a amamentação.

Ao partirmos dessas premissas, nos anos 80 do século passado, o doutor Donald O. Rudin, antigo diretor do departamento de biologia molecular do Eastern Pennsylvania Psychiatric Institute, começou a tratar os pacientes de sua clínica com um suplemento de azeite de linhaça (entre duas e seis colheradas diárias). Os resultados foram assombrosos. Ao final de oito semanas, quase a imensa maioria dos pacientes tratados mostravam-se mais vitais com claro retrocesso nos sintomas de ansiedade e depressão e dormiam muito melhor. Ao eliminar o suplemento, os sintomas de suas desordens reapareciam. O simplíssimo método resultou altamente efetivo no tratamento das desordens nervosas mais comuns: depressão, ciclotomia, comportamento impulsivo-agressivo.

No livro de Herb Joiner *Bey The Healing Power of Flax* podem ser encontradas testemunhas "em primeira mão" de muitos dos pacientes de Rudin.

A linhaça também resultou efetiva como apoio no tratamento do transtorno de déficit de atenção (hiperatividade) que também se associou com o déficit de dieta em ácidos ômega-3 e com a comida gordurosa (de fato, os Estados Unidos são os primeiros no ranking) e muitos dos que rejeitam, entre os quais me encontro, o tratamento à base de ritalin estão encontrando na linhaça um amável substituto.

Em 1996, a doutora Laura Stevens, do Departamento de Nutrição da Purdue University, realizou um estudo resenhado na revista Physiology & Behavior em que se chegou à conclusão que as crianças com níveis mais baixos de ômega-3 no sangue mostravam mais problemas de comportamento e aprendizagem do que aquelas com níveis mais altos.

Como tomá-la?

Se tudo o que apresentei nessas páginas convenceram você a incluir a linhaça em sua alimentação e a começar a desfrutar dos resultados, fico satisfeito! Vamos explicar, então, o melhor modo de tomá-la.

O ideal é consumi-la de modo triturado, pois são mais satisfatórias a digestão e a biodisponibilidade dos seus componentes. As sementes inteiras passam pelo trato gastrointestinal sem ser digeridas, devido à casca ser resistente à ação das enzimas digestivas. A dose recomendável é de duas colheradas diárias para adultos, e acrescento que convém começar, aos poucos, para que suas propriedades laxantes não tragam males e para que o sistema digestivo não se desestabilize.

Igual a qualquer fonte de fibra, é importante não tomar mais do que o recomendado ou sem quantidades adequadas de líquido. Não se registram efeitos colaterais quanto ao consumo, mas é sensato advertir que a linhaça contém metabólitos secundários, os glicosídeos cianogênicos, com funções de defesa que podem liberar cianuretos e que em grandes quantidades podem resultar tóxicos (claro que tal nível equivaleria a aproximadamente dez colheradas de linhaça, quantidade desmedida e que supera em oito colheradas, a dose aqui recomendada). A presença desse perigo depende em grande medida do solo e das condições como foram semeadas, por isso, afirmo-lhes que é muito conveniente lavá-las antes de moê-las e consumi-las.

É evidente que ao adquirir as sementes assegurar-se de fazê-lo em casas bio- credenciadas e atentar para as etiquetas. É importante que sejam orgânicas, de cultivo ecológico certificado e o mesmo seja aplicável ao azeite de linhaça: atenção a ele, pois deve ser prensado a frio, virgem e sem refino; muitos produtores recorreram a variedades geneticamente modificadas para evitar sua oxidação e a tendência a ficar rançosa (de novo o comercial pisoteando o farmacológico). Precisamente por essa tendência há de se armazenar, em qualquer de suas formas, num lugar fresco ou até mesmo refrigerado.

Uma apresentação muito prática para tomar azeite de linhaça sem perder tempo são as pérolas. Há marcas de total confiança que as comercializam protegidas por uma gelatina protetora de cor âmbar que ajuda a preservar suas propriedades.

A linhaça moída tem um agradável sabor semelhante às nozes, assim pode-se pulverizá-la em doses diárias sobre os pratos de massas, saladas, sopas, purê, legumes. Também pode batê-las com frutas e ficará um suco delicioso e tremendamente saudável. Eu tomo cada manhã um copo de água quente com meio limão espremido e uma colherada de semente de linho moída – uma forma bastante saudável de começar o dia. Contudo, repito: seu sabor é agradável em qualquer prato, pode ser utilizada feito uma especiaria.

E a grande notícia para os vegetarianos restritos é que a linhaça pode ser o substituto perfeito do ovo nas receitas que requerem refogado ou empanado ou para dar massa aos pastéis e biscoitos assados. Simplesmente há que misturar uma colherada de linhaça moída com três colheradas de água, essa proporção equivale a um ovo, assim, só precisa multiplicá-la pelos ovos que requeira a receita, ou seja, prato cem por cento vegano e com aporte extraordinário de ômega-3.

Eu não poderia encerrar esse parágrafo sem mencionar a receita curativa da Dr.ª Budwig. Comprove como é simples:

- Ponha no liquidificador: uma xícara de requeijão orgânico, de duas a cinco colheradas de azeite de linhaça, de uma a três colheradas de linhaça moída.
- Acrescente água o quanto baste para dar uma textura suave.
- Para animá-la (opcional) pode juntar-se um dente de alho e uma lasca de pimentão.

Uma curiosidade relativa aos métodos da doutora: levando-se em conta que o álcool é absorvido diretamente através da parede do intestino delgado e da mucosa estomacal sem requerer processo digestivo, entra na corrente sanguínea em apenas alguns minutos (por isso "sobe tão rápido à cabeça"), a doutora Budwig decidiu utilizar a champanhe como veículo para levar os ácidos graxos até o cérebro nos casos de câncer cerebral, acrescentando à dieta de tais enfermos uma mescla em que diluía azeite de semente de linho à bebida. Logicamente, qualquer tipo de álcool seria contraindicado nos demais cânceres.

Precauções

Tenha cuidado ao usar linhaça se estiver consumindo alguns desses medicamentos:

Acetaminofeno (Tylenol)

Parece que a linhaça poderia interferir com a capacidade do organismo para absorver o acetaminofeno. Em qualquer caso, não se trataria de uma interação importante.

Antibióticos

Como os antibióticos eliminam as bactérias do intestino que convertem certas substâncias químicas da linhaça em lignanos, estes não se formam do modo habitual e os efeitos da sua ingestão poderiam resultar alterados.

Estrógenos

Os fitoestrógenos presentes na linhaça poderiam diminuir a eficácia das pílulas anticoncepcionais e das que se usam nos tratamentos de recuperação hormonal.

Furosemida (Lasix)

Há certa evidência que indica que a linhaça poderia interferir na absorção do furasemida por parte do organismo.

Ketoprofeno (Orudis, Oruvail)

Há certa evidência que a linhaça poderia interferir na absorção do ketoprofeno por parte do organismo.

Medicamentos anticoagulantes e antiplaquetários (aspirina, clopidogrel, diclofenac, ibuprofeno, naproxeno, dalteparin, enoxaparin, heparina, ticlopidina, warfarina.)

A linhaça poderia atrasar a coagulação sanguínea e ao tomá-la junto a medicamentos que também o fazem aumenta-se o risco de hematomas e hemorragias.

Como usar a linhaça para emagrecer

Na forma de sucos

Para aumentar seus valores nutricionais, faça seu suco da maneira habitual, enquanto isso, deixe as sementes de linhaça (aproximadamente 1 colher de sopa) de molho em água ou no próprio suco por 3 ou 4 minutos. Deve ser consumido imediatamente para os ingredientes não iniciarem processo de oxidação. Tome o cuidado de escolher sucos baixos em calorias.

Nas sopas

Para cada copo de água, adicione uma colher de sopa de semente de linhaça. Deixe ferver, até que adquira consistência levemente gelatinosa. Isso é normal devido às fibras da linhaça. Coloque à sua sopa ou caldo, e consuma normalmente. Experimente a linhaça com essas receitas de sopa para emagrecer.

Água com linhaça

A dieta da água com linhaça é bastante fácil de preparar, bastando adicionar uma colher de sopa de linhaça em grãos a um copo de água. Deixar em repouso por uma noite. No dia seguinte, basta coar e tomar imediatamente. A água com linhaça tem as mesmas propriedades, sendo mais bem tolerada por algumas pessoas.

À medida que o paladar for se acostumando, poderá ser aumentada a porção de linhaça para 2 colheres de sopa.

Leite de linhaça

Ótima sugestão para substituir o leite de origem animal. O leite de linhaça é bastante simples de fazer, bastando adicionar a linhaça à água, esperar que se hidrate e se transforme em gel. A seguir, bater no liquidificador, juntamente com a água. Peneirar e utilizar normalmente. Adicionamos um vídeo onde o processo é feito passo a passo. Vale a pena experimentar.

A LINHAÇA NO SEU DIA-A-DIA

Neste capítulo apresentamos algumas sugestões de receitas para que você possa incluir a linhaça em sua alimentação diária.

Pão integral com linhaça

Os ítens que você precisa:

- 1/2 xícara de gérmen de trigo
- 1 1/2 xícara de farinha de trigo integral
- 3 xícaras de farinha de trigo
- 1 colher cheia de margarina
- 2 saches de fermento biológico seco
- 1 colher de café de sal1 colher de sopa de açúcar
- 3 colheres de sopa de semente de linhaça
- 1 1/2 xícara de leite morno
- 4 ovos
- sal grosso e semente de linhaça para polvilhar

Como preparar:

» Misture todos os ingredientes secos e os ovos e depois vá acrescentando o leite até a massa.

» Desgrudar da mão e ficar lisinha, sove bastante e deixe crescer por 1/2 hora depois divida em dois, abra a massa com o rolo e enrole.

» Coloque numa forma e deixe crescer mas 20 minutos.

» Pincele com gema batida e polvilhe com sal grosso e sementes de linhaça, assar em forno médio alto até ficar corado.

Sopa com linhaça

Os itens que você precisa:

- 1 batata grande
- 250 g abóbora
- 1 cenoura grande
- 1 cebola média
- 300 g de espinafres frescos
- Grão cozido
- 3 colheres de sopa de sementes de linhaça
- Sal e azeite q.b.

Como preparar:

» Coza a batata, a abóbora, a cenoura e a cebola descascados e cortados em cubos numa panela com água e sal.

» Quando estiver cozido triture e junte o azeite. Junte os espinafres, o grão e as sementes de linhaça. Deixe cozer.

» Apague e deixe repousar durante uns 10 minutos.

Mini bolos de farinha de linhaça dourada

Os itens que você precisa:

- 3 colheres de sopa de margarina
- 2 colheres e meia de farinha de linhaça dourada
- 100 gramas de farinha de trigo
- 2 ovos
- 1 colher de chá de fermento em pó
- 100 gramas de açúcar
- algumas gotas de baunilha

Como preparar:

» Bater bem as gemas, com açúcar e a margarina até virar um creme.

» Acrescentar a baunilha.

» Misturar a farinha de trigo com a farinha de linhaça.

» Acrescentar metade dessa farinha na mistura 1.

» No restante da farinha acrescentar o fermento em pó e juntar aos poucos misturando bem com delicadeza.

» Por último as claras em neve.

» Colocar em formas pequenas.

Molho de Linhaça

Os itens que você precisa:

- 2 colher (sopa) de semente de linhaça marrom ou dourada
- 2 colher (sopa) de azeite de oliva
- 3 colher (sopa) de molho de soja
- 2 dentes de alho amassados
- 1/2 xíc. de água
- 1 tomate
- Suco de 2 limões

Como preparar

» Lavar o tomate e os limões

» Amassar o alho

» Bater todos os ingredientes no liquidificador.

Empada de Linhaça

O que você precisa para a massa:

- 1/4 xícara (chá) de semente de linhaça
- 1 tablete de fermento de pão
- 1 xícara (chá) de leite desnatado
- 1 colher (chá) de mel
- 1 colher (sopa) de margarina cremosa
- 1 colher (chá) de sal
- Cerca de 2 xícaras (chá) de farinha de trigo.

O que você precisa para o recheio:

- 1 cebola picada
- 1 colher (sopa) de azeite
- 1 lata de milho verde
- 2 colheres (sopa) de farinha de trigo
- 1 xícara (chá) de leite desnatado
- 1/2 xícara (chá) de requeijão light
- Sal a gosto
- Salsa picada a gosto
- 1 gema para pincelar

Como preparar o Recheio:

» Em uma panela antiaderente, coloque azeite, cebola, refogue, adicione milho verde, farinha de trigo, mexa rapidamente e coloque leite desnatado, mexendo sempre para não empelotar.
» Tempere com sal; quando engrossar, adicione requeijão, mexa, retire do fogo, coloque salsa e deixe esfriar.

Como preparar a massa:

» Triture a linhaça.
» Em um recipiente, misture o fermento com leite morno e adicione margarina, mel, semente de linhaça; tempere com sal e mexa.
» Coloque pouco a pouco a farinha de trigo e continue mexendo para dar o ponto à massa.
» Coloque-a em uma superfície e termine amassando-a com as mãos.
» Unte as forminhas para empadas com óleo, forre-as com a massa.
» Adicione o recheio e feche com a massa.
» Pincele-as com gema de ovo e leve ao forno para assar à 180ºC por 20 minutos.

Mingau de Linhaça

Os itens que você precisa:

- 2 colheres (sopa) de sementes de linhaça
- 1 banana-nanica
- Suco fresco de 1/2 limão
- Canela em pó a gosto
- Mamão e abacate picados

Preparo

» Deixe as sementes de linhaça de molho em 1/2 copo de água por toda a noite.

» No dia seguinte coloque tudo no liquidificador e acrescente a banana nanica, o suco de limão e canela em pó a gosto.

» Bata tudo até obter um mingau espesso e homogêneo.

» Despeje no prato onde será servido o mingau.

Arroz com linhaça

Os itens que você precisa:

- 1 xícara de arroz (branco ou integral)
- 4 colheres de sopa de linhaça
- 1 cebola média
- 2 xícaras de água
- Sal a gosto

Como preparar:

» Lave o arroz e escorra

» Em uma panela misture o arroz, a linhaça, a cebola e água

» Leve ao fogo médio sem tampar a panela

» Caso faça com arroz integral, será necessário acrescentar mais água e cozinhar mais tempo.

Torta de banana com linhaça

Os itens que você precisa:

- 6 bananas grandes maduras
- 3/4 de xícara de chá de farinha de trigo integral
- 2 colheres de sopa de semente de linhaça moída
- 1/2 xícara de chá de açúcar mascavo
- 1 colher de sopa de canela em pó
- 1 colher de sopa de essência de baunilha
- 200 ml de leite de amêndoas (ou outro leite vegetal)
- suco (sumo, caldo) de 1 limão

Como preparar

» Corte as bananas em três partes de comprido, coloque o suco do limão e reserve.

» Misture a farinha integral, a linhaça, o açúcar e a canela. Coloque esta mistura em um refratário sem untar forrando bem o fundo.

» Coloque uma camada de bananas sobre a mistura de base, acomodando lado a lado as fatias para preencher bem os espaços

» Alterne as fatias de bananas e a mistura da farinha até terminar todos os ingredientes. Tenha o cuidado de não encher muito o prato porque pode transbordar ao assar devido a quantidade de líquidos

» Cubra tudo com o leite vegetal e leve ao forno até dourar sem cobrir a assadeira.

Bolinho de chuva com linhaça

Os itens que você precisa:

- 1 e 1/2 xícara (de chá) de farinha de trigo
- 1/2 xícara (de chá) de açúcar cristal
- 1 colher (de sopa) de sementes de linhaça
- 1 vidrinho (200ml) de leite de coco
- 1 colher (de sopa) de fermento em pó
- 3 colheres (de sopa) de açúcar de confeiteiro
- Canela a gosto

Como preparar:

» Antes de tudo, bata a linhaça no liquidificador, até triturar bem.

» Em seguida coloque em um potinho, adicione 3 colheres de sopa de água e deixe descansar por 15 minutos.

» Em uma vasilha coloque a farinha de trigo, o açúcar cristal, adicione a mistura da linhaça, o de leite de coco, e misture bem.

» Coloque na massa o fermento em pó, e misture até ficar homogênea.

» Em uma panela com uma boa quantidade de óleo quente frite pequenas porções de bolinhos, tomando cuidado para não queimar.

» Misture o açúcar de confeiteiro e a canela, e polvilhe sobre os bolinhos para servir.

Feijão com Linhaça

Os itens que você precisa:

- 1 copo de feijão
- 1 colher de sopa de cebola
- 50g de abóbora ou cenoura
- 1 colher de chá de óleo
- 3 copos de água
- 2 dentes de alho
- 1 colherinha de café de gengibre ralado
- 2 colheres sopa de farinha de linhaça (linhaça triturada na hora)
- 1 colher de chá de sal

Como preparar

» Primeiro, selecionar o feijão e adicionar quatro partes de água.

» Cozinhar de dois a três minutos sob pressão.

» Deixar em repouso na mesma água por uma hora. Refogar a cebola o e alho no óleo. Acrescentar farinha de linhaça e o sal.

» Finalmente, juntar o refogado ao feijão. Acrescente também a abóbora ou cenoura e o gengibre.

» Volte a cozinhar sob pressão por mais 30 minutos

Biscoito salgado com Linhaça

Os itens que você precisa:

- 1/2 xícara de farinha de arroz integral
- 1/2 xícara de farinha de amêndoas ou bata quase ½ xicara de amêndoas no liquidificador até ficar uma farinha fina (digo quase, porque ½ xicara de amêndoas inteiras rende mais depois de trituradas)
- 2 colheres (sopa) de farinha de linhaça
- 1/2 colher (chá) de sal
- 1 colher (chá) de ervas: tomilho, alecrim, orégano, manjericão, a seu gosto
- 1 pitada de noz moscada (opcional)
- 1/4 colher (chá) de fermento biológico ou bicabornato de sódio
- 1/4 de xícara de água
- 1/2 colher (chá) de azeite de oliva
- Flor de sal (opcional, para salpicar antes de levar ao forno)

Como preparar

» Em um recipiente misture todos os ingredientes secos.
» Adicione o óleo e a água e misture com a mão até formar uma bola compacta.
» Abra a massa em cima do papel de forma que fique fina.
» Transfira o papel para a forma e salpique flor de sal.
» Leve ao forno médio, pré-aquecido de 15 a 20 minutos
» Deixe esfriar completamente e guarde em potinhos.

Tapioca com linhaça

Os itens que você precisa:

- 2 colheres (sopa) de farinha de tapioca
- 1 colher de semente de linhaça
- 1 ovo
- 1 tomate picado e sem sementes
- Orégano
- Azeite de oliva extra-virgem
- Sal

Como preparar

» Incorpore a farinha de tapioca com a semente de linhaça

» Leve a mistura para uma frigideira bem quente.

» Quando começar a grudar, vire.

» Faça um ovo mexido com o tomate, orégano e azeite e acrescente o sal.

» Recheie a tapioca com o ovo mexido e feche.

Apêndice

Artigo original (extrato)

Fitoestrógenos e risco de câncer mamário: um estudo caso-controle

Doutores Álvaro Ronco[1] e Eduardo de Stefani[2]

Objetivos

O objetivo primordial desse estudo é determinar se a ingestão elevada de alimentos ricos em fitoestrógenos (estrogênios fracos originados nas plantas) está associada à redução significativa do risco de câncer mamário.

---

1. Assistente do Registro Nacional de Câncer, Ministério da Saúde Pública. Montevidéu, Uruguai.
2. Diretor do Registro Nacional de Câncer, Ministério de Saúde Pública, Montevidéu, Uruguai. (Fonte: Revista Médica Uruguai, 1999: 94 -102).

Material e Método

Trezentos e sessenta e cinco (365) casos incidentes e histologicamente verificados de câncer mamário e 397 controles afetados por enfermidades não neoplásicas e não vinculadas com a dieta foram submetidas a um questionário detalhado.

Resultados

Após serem utilizados modelos multivariados, que incluíam variáveis relevantes para o câncer de mama, foi observado que os grupos de alimentos fonte de fitoestrógeno (vegetais, cereais, frutas, leguminosas, tubérculos e fibra dietética) associaram-se com reduções significativas de risco. Ao serem examinados os fitoestrógenos individuais (enterolactona, enterodiol, lignanos totais e isoflavonas) constatou-se um efeito protetor significativo, que foi mais evidente para os lignanos totais e para o enterodiol.

Conclusões

Para confirmar esses resultados, a ingestão frequente de alimentos ricos em fitoestrogênios poderia contribuir de forma importante para redução na incidência de câncer de mama, dada a importância da prevenção primária e da relativa facilidade de implementar modificações dietéticas na população.

"(...) Recentemente, sugeriu-se que substâncias químicas com atividade estrogênica fraca, presentes nas plantas (fitoestrógenos), poderiam estar associadas a uma redução importante no risco de câncer mamário."[3]

Os fitoestrógenos apresentam uma atividade similar a do tamoxifeno, substância empregada no tratamento e químio-prevenção do câncer mamário. Dada a necessidade de possuir substâncias efetivas na prevenção primária do câncer mamário. Os autores consideraram que um estudo caso-controle que permita estimar os efeitos resultantes da ingestão de fitoestrógenos constitui prioridade em uma comunidade como a uruguaia, que apresenta taxas extremamente elevadas de câncer mamário. Nesse estudo, então, comunicam-se os resultados obtidos neste estudo caso-controle sobre fitoestrógenos e risco de câncer de mama.

---

3. Horn-Ross, P. L. "*Phytoestrogens, body composition, and breast cancer*". Cancer Causes Control 1995; 6:567-73.

Revisão da Literatura

Os fitoestrógenos são estrogênios fracos de origem principalmente vegetal. Também os cereais e a fibra dietética constituem uma fonte importante de lignanos. Os principais fitoestrógenos são as isoflavonas (daidzeína, genisteína) os coumestanos e os lignanos (enterolactona e enterodiol). Destaca-se o alto conteúdo de lignanos em cereais e leguminosas.

Material e Método

Esse estudo de caso-controle de base hospitalar sobre câncer de mama foi realizado em Montevidéu entre maio de 1994 e dezembro de 1997.

Seleção de casos

Os casos selecionados foram os de mulheres com câncer de mama incidente (quer dizer, diagnosticados dentro do ano em curso) e histologicamente confirmado, admitidas nos cinco hospitais principais do sistema público (Hospital de Clínicas, Hospital Pasteur, Hospital Maciel, Instituto Nacional de Oncologia, Hospital Pereira Rossell). Um total de 390 casos foi considerado elegível para sua inclusão no estudo. Dos mesmos, 365 pacientes (taxa de resposta 93,6%) estiveram de acordo em participar e foram entrevistadas com êxito.

Seleção de controles

As mulheres do grupo de controle foram selecionadas nos mesmos hospitais que os casos. As mesmas foram distribuídas pelos casos em idade (em períodos de dez anos) e residência (Montevidéu e outros departamentos do país). Pacientes admitidas por enfermidades ginecológicas, hormonais, nutricionais, digestivas ou neoplásicas não foram selecionadas para esse estudo. A partir de um número inicial de 410 pacientes, 397 aceitaram participar (taxa de respostas 96,8%).

Questionário

Casos e controles foram averiguados mediante questionário detalhado, incluindo dados sobre demografia, histórico de consumo de cigarro e de consumo de álcool (discriminado em cervejas, vinhos e bebidas destiladas), histórico familiar de câncer de mama, variáveis antropométricas, histórico ocupacional, variáveis reprodutivas (idade na menarca, idade na menopausa, número de filhos, número de abortos, idade no primeiro parto, idade do último parto, número de meses de amamentação, administração de estrógenos hexógenos, administração de anticonceptivos) e um questionário de frequência alimentar acerca de 64 produtos.

Esse questionário foi previamente elaborado no que diz respeito à sua reprodução e permitiu a estima de ingestão total de energia (calorias). Todas as participantes, casos e controles foram entrevistadas pessoalmente no hospital.

Cálculo de nutrientes

A composição em nutrientes de cada alimento pesquisado foi estimada a partir das tabelas regionais.[4] A ingestão total de cada nutriente foi calculada pela soma dos produtos da frequência ponderada e o conteúdo em nutrientes de cada alimento. Em particular, valores para proteína, carbohidratos, gorduras, colesterol, fibra dietética, folato, vitamina C, carotenoides, flavonoides, isoflavos e lignanos foram calculados para esse estudo. Os nutrientes foram ajustados por calorias de acordo com o método dos residuais de Willet e Stampfer.[5]

4. Mazzei ME, Puchulu MR. Tabla de composición química de los alimentos. Buenos Aires: Cenexa, 1991.

5. Willett WC, Stampfer MJ. "Total energy intake: implications for epidemiologic analyses". Am J Epidemiol 1986; 124:17-27.

Análise estatística

Cada nutriente foi categorizado em quartos sobre a base da distribuição da frequência dos controles. Os riscos relativos (RR) iniciais e ajustados foram estimados mediante regressão logística incondicional.[6] As variáveis de confusão potenciais foram incluídas nos modelos multivariados. As decisões sobre quais covariáveis deveriam se incluídas no modelo final basearam-se em:

- a plausibilidade biológica;
- se a covariável entrava no modelo em nível de significação de 0,10;
- se a covariável atuava como um fator de confusão da associação primária de interesse para o estudo (fitoestrógenos).

Considerou-se que existia confusão se o coeficiente de regressão da variável independente primária (fitoestrógenos) mudava mais de 10% logo da adição da variável de potencial confusão no modelo.

---

6. Breslow NE, Day NE. "Statistical methods in cancer research. Vol. I - The analysis of case-control studies". IARC scientific publications No. 32. Lyon: IARC, 1980.

Os modelos finais incluíram idade, residência, status urbano/rural, história familiar de câncer de mama, massa corporal relativa (índice de Quetelet), idade na menarca, paridade, status menopáusico, consumo total de álcool e ingestão total de energia (calorias). Todos os cálculos foram finalizados por meio do programa de computação GLIM.[7]

Resultados

(...) A distribuição por idade, residência, status urbano/rural e educação foi muito similar em ambas as séries. A porcentagem de história familiar de câncer de mama foi muito mais elevada nos casos comparados com os controles. Também a proporção de casos com menarca prematura foi muito mais elevada, comparados com os controles, e as multíparas foram mais frequentes nos controles.

A ingestão de cereais revelou forte associação inversa (protetora) com um risco de 0,27 Intervalos de Confiança [IC] a 95% = 0,12 - 0,58 para o nível mais elevado de consumo.

---

7. Baker RJ, Nelder JA. The GLIM system: release 3.77. Oxford: Numerical Algorithms Group, 1985.

Também o consumo de vegetais associou-se com uma redução de risco de 53% (IC a 95% - 0,30 - 0,73), enquanto que os tubérculos (batatas e batatas-doces) não se associaram a uma tendência protetora.

A ingestão de leguminosas associou-se com uma redução significativa de câncer mamário, próxima a 47%, (IC a 95% 0,35 - 0,81).

A fibra dietética associou-se com uma importante redução no risco de câncer mamário (RR 0,29, a 95% 0,19 - 0,46). Finalmente, o consumo elevado de frutas revelou uma redução não significativa no risco de câncer mamário (RR 0,70, IC a 95% 0,45 - 1,09).

Os riscos relativos de câncer mamário para o consumo de fitoestrógenos: o consumo elevado de enterodiol associou-se a um efeito protetor de 57% (IC a 95% 0, 27 - 0,66). Também a enterolactona e os lignanos totais mostraram uma redução de risco significativa que para os lignanos totais foi de similar magnitude ao observado para o enterodiol.

Finalmente, a ginesteína revelou uma redução de risco somente evidenciada para o quarto mais elevado de consumo (RR 0,62, IC a 0,95%, 0,40 - 0,95).

O efeito protetor dos fitoestrógenos foi mais acentuado para as pacientes pós-menopausa, ainda que se deva levar em conta que a mostra de pacientes pré-menopausa foi sensivelmente menor, o que impede mais exatidão na interpretação dos resultados.

Discussão

Os resultados do estudo presente mostraram consistentemente um efeito protetor, tanto dos fitoestrógenos quanto dos alimentos que deram origem a essas substâncias.

Esse efeito protetor foi independente de outras varáveis. Estudos prévios[8] comunicaram um efeito protetor do consumo de soja, alimento que constitui uma fonte importante de fitoestrógenos. Por outro lado, em nenhum dos estudos tentou-se estimar quantitativamente a ingestão de fitoestrógenos.

---

8. Lee HP, Gourley L, Duffy SW, Esteve J, Lee J, Day NE. "Risk factors for breast cancer by age and menopausal status: a case-control study in Singapore". Cancer Causes Control 1992; 3:313-22.
Wu AH, Ziegler RG, Horn-Ross PL, Nomura AMY, West DW, Kolonel LN et al. "Tofu and risk of breast cancer in Asian- Americans". Cancer Epidemiol Biomarkers Prev 1996; 5:901-6.
Yuan JM, Wang QS, Ross RK, Henderson BE, Yu MC. "Diet and breast cancer in Shanghai and Tianjin, China". Br J Cancer 1995; 71:1353-8.

Vários estudos examinaram a relação entre a ingestão de fibra e o risco de câncer mamário.[9]

A fibra dietética é reconhecidamente uma fonte de fitoestrógeno, em particular de lignanos.[10] Os resultados de tais estudos mostraram consistentemente diminuição no risco de câncer de mama. Em nenhum deles se estimou o aporte de fitoestrógenos por meio da ingestão de fibra.

9. La Vecchia C, Ferraroni M, Franceschi S, Mezzetti M, Decarli A, Negri E. "Fibers and breast cancer risk". Nutr Cancer 1997; 28:264-9.
Lubin F, Wax Y, Modan B. "Role of fat, animal protein, and dietary fiber in breast cancer etiology". J Natl Cancer Inst 1986; 77:605-12.
Baghurst PA, Rohan TE. "High-fiber diets and reduced risk of breast cancer". Int J Cancer 1994; 56:173-6.
Van't Veer P, Kolb CM, Verhoef P, Kok FJ, Schouten EG, Hermus RJJ et al. "Dietary fiber, beta-carotene and breast cancer: results from a case-control study". Int J Cancer 1990; 45:825-8.
Freudenheim JL, Marshall JR, Vena JE, Laughlin R, Brasure JR, Swanson MK et al. "Premenopausal breast cancer risk and intake of vegetables, fruits, and related nutrients". J Natl Cancer Inst 1996; 88:340-8.
Rohan TE, Howe GR, Friedenreich CM, Jain M, Miller AB. "Dietary fiber, vitamins A, C, and E, and risk of breast cancer: a cohort study". Cancer Causes Control 1993; 4:29-37.

10. Birt DF, Markin RS, Blackwood D, Harvell DME, Shull JD, Pennington KL. "Dietary lignin, an insoluble fiber, enhanced uterine cancer but did not influence mammary cancer induced by N-Methyl-N-Nitrosourea in rats". Nutr Cancer 1998; 31:24-30.

Nesse sentido, o presente estudo constitui, para nosso conhecimento, a primeira tentativa de quantificar o risco associado ao consumo de fitoestrógenos específicos no câncer de mama.

Os fitoestrógenos podem afetar o risco de câncer mamário através de vários mecanismos, incluindo seus efeitos no metabolismo hormonal e nos receptores de estrógenos.[11]

As dietas com elevado conteúdo de fitoestrógenos viram-se associadas com uma elevação dos níveis plasmáticos da globulina ligada aos hormônios sexuais (SHBG).

Finalmente, os fitoestrógenos unem-se competitivamente aos receptores de estrógenos em células cancerosas mamárias. Essa união competitiva pode bloquear a união celular de estrógenos endógenos como o estradiol[12], resultando em efeito

---

11. Messina MJ, Barnes S. "The role of soy products in reducing risk of cancer". J Natl Cancer Inst 1991; 83:541-6.
Barnes S, Peterson TG. "Biochemical targets of the isoflavone genistein in tumor cell lines". Proc Soc Exp Biol Med 1995; 208:103-8.

12. Adlercreutz, Mousavi Y, Clark J. "Dietary phytoestrogens and cancer: in vivo and in vitro studies". J Steroid Biochem Molec Biol 1992; 41:331-7.
Rose DP. "Dietary fiber, phytoestrogens, and breast cancer". Nutrition 1992; 8:47-51.

antiestrogênico que pode inibir o crescimento e proliferação das células cancerosas hormônio-dependentes.

Como todos os estudos caso-controle de base hospitalar, esse estudo apresenta limitações e vantagens, em comparação com outros desenhos epidemiológicos.

Uma limitação comum a todos os estudos retrospectivos radica em que a informação brindada pelas pacientes (casos e controles) depende da memória da dieta passada, ainda que a mesma seja aquela consumida no ano anterior, como sucede no presente estudo. A possibilidade de um desvio dessa memóriaa pode afetar de forma diferencial ou não diferencial casos e controles.

Dada a natureza hospitalar dos controles, é presumível que qualquer desvio de memória introduzido nesse estudo seja de natureza não diferencial. Deve-se isso a que os controles hospitalizados têm uma propensão similar aos casos a recordar com razoável precisão de eventos passados.[13]

---

13. Kelsey JL, Whittemore AS, Evans AS, Thompson WD. Methods in observational epidemiology. 2nd ed. Oxford: Oxford University, 1996.

De existir um risco de classificação não diferencial, o mesmo resultaria numa atenuação dos riscos observados até a nulidade; noutros termos, os resultados seriam menos significativos do que os obtidos sem risco de classificação.

Outra limitação assenta-se na possibilidade de que os casos e controles diferem em forma significativa em atributos de importância como resultado de uma seleção imprópria (risco de seleção).

A análise do efeito dos fitoestrógenos estratificados por histórico familiar não mostrou resultados diferenciados entre ambos os grupos de pacientes. Os riscos mencionados parecem pouco prováveis em nosso estudo, dado que caso e controles provêm dos mesmos hospitais, são similares em residência e em idade e foram apurados pelos mesmos instrumentos de avaliação, no mesmo período de tempo. Em outras palavras, casos e controles parecem provir da mesma base populacional.

No âmbito das vantagens do estudo deve-se mencionar o poder estatístico do mesmo, que permite detectar como significativa uma redução em risco de 30% (RR 0,70).

Outra conveniência trazida pelo estudo incide na taxa de respostas elevadas nos casos e nos controles que parecem provir da mesma base populacional.

Além disso, outra vantagem do estudo fixa-se na taxa de respostas elevada nos casos e nos controles, que permite supor que as recusas às entrevistas (menores de 10% nos casos e controles), não influenciaram de forma significativa na representatividade da população do estudo.

Em resumo, este estudo caso-controle sugere que os princípios bioativos conhecidos por fitoestrógenos associam-se com uma redução no risco de câncer mamário em 50%. Acredita-se, então, que um consumo elevado de fitoestrógenos ou de seus alimentos de origem pode resultar numa diminuição significativa na incidência de câncer mamário. Por conseguinte, novos estudos que permitam confirmar nossas suposições possibilitariam a implementação de medidas de prevenção primária no câncer mais importante que afeta a população feminina.

Bibliografia

BLOOMFIELD, Barb; BROWN, Judy; GURSCHE, Siegfried. *Flax, the Super Food!* Book Publishing Company, Summertown, TN., 2000.

BUDWIG, Johanna. *Cancer. The Problem and the Solution.* Nexus Hirneise – Handels GmbH, 2008.

____. Öl-Eiweiss-Kost. Sensei, 2010.

____. *Flax Oil as a True Aid Against Arthritis, Heart Infarction, Cancer and other diseases.* Apple Publishing, Canada, 1994.

Consejo Canadiense de Linaza. *Linaza – Un Producto Premier de Salud y Nutrición.* Winnipeg, MB; 2003.

ERASMUS, Udo. *Fats that Heal, fats that Kill.* Alive Books, Summertown, TN. 1993.

GURSCHE, Siegfried. *Fantastic Flax.* Alive Books, Summertown, TN., 1999.

HUNSBERGER, Eydie. *How I Conquered Cancer Naturally.* Avery Publishing Group, Garden City Park, NY., 1999

JENSEN, Bernard. *Foods that Heal.* Avery Publishing Group, Garden City Park, NY., 1988.

JOINER-BEY, Herb. *The Healing Power of Flax.* Freedom Press, Los Angeles, 2012.

JONES, Ken. *Flax Fantastic.* 2010.

KULVINSKANS, Viktoras. *Survival into the 21st Century: Planetary Healers Manual.* 21st Century Bookstore, 1975.

LEZAETA Acharán, Manuel. *La medicina natural al alcance de todos* (4.ª Edición). Editorial Sirio, Málaga, 2014.

PELTON, Ross. *How to Prevent Breast Cancer.* Touchstone, 1995.

POWELL, Suzanne. *Alimentación Consciente.* Editorial Sirio, Málaga, 2013.

REINHADT-MARTIN, Jane. *Flax, Your Way to Better Health.* Flax Council of Canadá.

VAISEY-GENSER, M.; Morris, D. H. *In: Flax-The Genus Linum.* Muir AD, Westcott ND, eds. New York: Routledge, 2003.

ZINZENDORF, Christian; ZINZENDORF, Johannes. The Big Book of Flax. Schiffer Publishing. Pennsylvania, 2011.

Referências Bibliográficas

ADLERCREUTZ, H.; Mazur, W. "Phyto-oestrogens and Western diseases". *Ann Med.* 1997; 29: 95-120.

Al, M. D.; Badart, S. A. "Fat intake of women during normal pregnancy: relationship with maternal and neonatal essential fatty acid status". *J Am Coll Nutr* 1996; 15: 49-55.

CHAPPELL, J. E.; LEONG, S.; HEIM, T; SAWYER, P. R.; CHANCE, G. W. "Intrauterine fatty acid accretion rates in human brain: implication for fatty acid requirements". *Early Hum Dev* 1980; 4: 121-9.

CRAWFORD, M. A. "The role of essential fatty acids in neural development: implications for perinatal nutrition". *Am J Clin Nutr* 1993; 57(Suppl.): 703S-710S.

FAY, M. P.; Freedman, L. S.; CLIFFORD, C.; MIDHTUNE, D. N. "Effect of different types and amounts of fat on the development of mammary tumors in rodents: a review". *Cancer Research* 1997; 57: 3979-88.

HOLMAN, R. T. "The slow discovery of the importance of w3 essential fatty acids in human health". *J Nutr* 1998; 128: 427S-433S.

JENKINS D. J.; KENDALL, C. W.; VIDGEN, E., et al. "Health aspects of partially defatted flaxseed, including effects on serum lipids, oxidative measures, and ex vivo androgen and progestin activity: a controlled crossover trial". *Am J Clin Nutr.* 1999; 69: 395-402.

JUHLIN, L. "Long chain fatty acids and atopic dermatitis. En: Polyunsaturated fatty acids in human nutrition". Bracco U, Deckelbaum RJ (Ed). New York: Raven Press; 1992, p. 211-8.

MCRAE, W. D.; HUDSON, J. B.; TOWERS G. H. "The Antiviral Action of Lignans". *Planta Med*, 1989; 55: 531-535.

METCALF, R. G.; JAMES, M. J.; MANTZIORIS, E.; CLELAND, L. G. "A practical approach to increasing intakes of n-3 polyunsaturated fatty acids: use of novel foods enriched with n-3 fats". *Eur J Clin Nutr* 2003; 57: 1605-12.

MOZAFFARIAN, D.; ASCHERIO, A; Hu, F. B.; STAMPFER, M. J.; WILLET, W. C.; SISCOVICK, D. S.; RIMM E. B. "Interplay between different polyunsaturated fatty acid and risk of coronary heart"

RODRÍGUEZ-CRUZ, Maricela; R. TOVAR, Armando; del PRADO, Marta; TORRES, Nimbe. "Mecanismos moleculares de acción de los ácidos grasos poliinsaturados y sus beneficios en la salud". *Revista de Investigación Clínica*, mayo-junio 2005; vol. 57, núm. 3.

RUIZ-LARREA, M. B.; MOHAN, A. R.; PAGANGA, G.; MILLER, N. J.; BOLWELL, G. P.; RICE-EVANS, C. A. "Antioxidant activity of phytoestrogenic isoflavones". *Free Radic Res* 1997; 26: 63-70.

SERRAINO, M.; THOMPSON, LU. "The effect of flaxseed supplementation on the initiation and promotional stages of mammary tumorigenesis". *Nutr Cancer* 1992; 17: 153-159.

SIMOPOULOS, A. P. "Omega-3 fatty acids in health and disease and in growth and development". *Am J Clin Nutr* 1991; 54: 438-63.

STEVENS, L., et al. "Omega-3 fatty acids in boys with behavior, learning, and health problems". *Physiology & Behavior*, 1996; 59 (4-5): 915-20.

_____. et al. "Esencial fatty acid metabolism in boys with attention-deficit hyperactivity disorder". *American Journal of Clinical Nutrition*, 1995; 62: 761-8.

SUNG, M. K.; Lautens, M.; THOMPSON, L. U. "Mammalian lignans inhibit the growth of estrogen-independent human colon tumor cells". *Anticáncer Res.* 1998; 18: 1405-1408.

THOMPSON, L. U. "Experimental studies on lignans and cancer". *Baillieres Clin Endocrinol Metab.* 1998; 12: 691-705.

_____. RICKARD, S. E.; ORCHESON, L. J., et al. "Flaxseed and its lignan and oil components reduce mammary tumor growth at a late stage of carcinogenesis". *Carcinogenesis.* 1996; 17: 1373-1376.

UAUY, R. D.; BIRCH, D. G.; BIRCH, E. E.; TYSON, J. E.; HOFFMAN, D. R. "Effect of dietary omega-3 fatty acids on retinal function of very-low birth weight neonates". *Pediatr Res* 1990; 28: 485-92.

YAN, L.; YEE, J. A.; Li, D., et al. "Dietary flaxseed supplementation and experimental metastasis of melanoma cells in mice". *Cancer Lett.* 1998; 124: 181-18.